EL FACTOR CUERPO

EL FACTOR CUERPO

La guía para sacar el máximo potencial de tu cuerpo
y vivir en plenitud y armonía

The Wellness Factory

En The Wellness Factory *creemos que el bienestar físico, emocional e intelectual es un derecho fundamental del que no podemos prescindir. Todas las dimensiones de nuestra existencia son importantes y merecen ser cuidadas con la misma preocupación. Ponemos nuestro grano de arena parte para ayudarle a reconectar consigo mismo y vivir una vida cada vez más plena.*

Hemos escrito este libro para usted con cuidado, amor y con el deseo de que le sea útil. Si encuentra alguna errata, recuerde que somos tan humanos como tú.

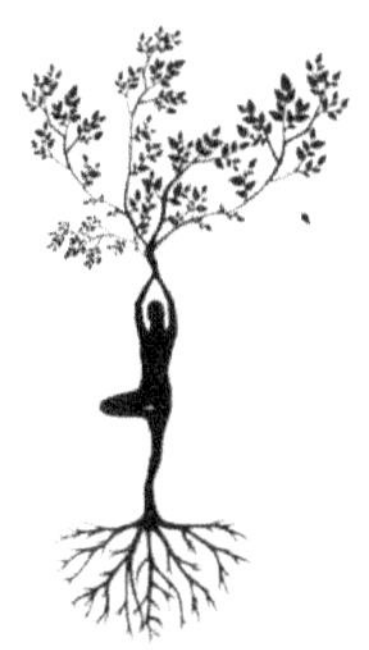

PALABRAS PREELIMINARES

Hace algunos años los medios promovían la existencia de una figura corporal ideal, y se insistía en la importancia de hacer sacrificios por parecerse a esos modelos. El objetivo no solo era difícil, sino sobre todo irreal, porque esos modelos de revista no corresponden a la realidad genética y cultural de la mayoría de los cuerpos. Era como pretender que con esfuerzos todo el mundo podría medir dos metros de altura.

Hoy en día, al menos ese ideal parece haber quedado un poco rezagado y se promueven formas estéticas más acordes con la variedad reinante. Un peso específico y una forma de cuerpo en particular ya no se venden como el único ideal posible, de manera que cada quien puede conquistar su propio ideal.

La conciencia de que cada cuerpo tiene su propio potencial abre posibilidades para que cada quien pueda ajustar su forma de vida para sacar lo mejor de su propio cuerpo. Ya no se trata solo de mediciones universales de peso, talla, formas… La expresión en boga hoy en día en cuanto al cuidado del cuerpo y de las emociones aconseja ser la mejor versión de ti mismo. Ello se justo a que el ideal a buscar está en nosotros, no se equipara al de los demás y viene determinado por nuestros genes, nuestra edad, nuestros hábitos, nuestra cultura y un montón de factores más que nos hacen únicos.

En la ecuación de la felicidad el cuerpo es un factor crucial, porque somos cuerpo siempre, sentimos dolor, placer, cansancio, nos gusta o disgusta nuestro cuerpo, los vestimos con tallas y modas, el cuerpo es lo primero que mostramos solo por el hecho de caminar a un salón o estrechar la mano de alguien. Aunque somos seres de ideas, de pensamientos, el cuerpo es nuestra forma de entrada al mundo, el primer contacto, los ojos de los demás miran rostros y cuerpos, y nosotros miramos a los demás: su presencia, su porte, su imponencia, su timidez. Cuando nos despertamos en la mañana miramos nuestras manos, nuestros brazos, restregamos nuestros párpados y estiramos nuestros músculos. Y cuando nos cepillamos frente al espejo ahí estamos nosotros: piel, músculos, huesos…

Para muchos la obsesión con el cuerpo se vuelve enfermiza, porque aspiran tener un cuerpo que no es suyo. Nuestro cuerpo es el que tenemos, no podemos cambiarlo, aunque esto suene muy elemental esta es una verdad que muchos obvian. Ello no significa que no podamos ajustar muchas cosas de nuestro cuerpo, mejorarlo (o empeorarlo si nuestros hábitos son pésimos), hacerlo más ágil, más esbelto, más redondo, más fuerte, pero en el fondo es el cuerpo con el que nacimos. Ni siquiera las operaciones de cirugía plástica más invasivas pueden quitarnos nuestro cuerpo (aunque en muchos casos lo deformen, sigue siendo nuestro cuerpo).

El bienestar del cuerpo es el bienestar de la mente. La mente se manifiesta a través del cuerpo: cuando hablamos, discutimos, caminamos, lloramos, reímos, respiramos, hacemos la digestión o descansamos… nuestras preocupaciones, deseos y frustraciones se materializan a través del canal de nuestro cuerpo. Ambos están íntimamente ligados, son parte de un delicado sistema; por tanto, el bienestar de uno es el bienestar del otro. Podríamos estar diez páginas definiendo qué es el bienestar, pero de momento quedémonos con la idea de que cada quien puede llegar a una sincera definición a través de un profundo examen interior (dejando de lado los estereotipos y presiones sociales) para saber cuándo uno se siente bien, pleno, satisfecho.

No olvidemos que el bienestar implica un proceso de aceptación. Cuando aceptamos la realidad y la disfrutamos nos sentimos bien y amamos la vida. La aceptación no quiere decir que no queramos modificar hábitos e incluso cosas que no nos gustan para cambiar cosas de nuestra vida y de nuestro cuerpo (perder o ganar algunos kilos, cortarse o pintarse el cabello, volverse más fuerte o más flexible). El cambio es bienvenido siempre y cuando sea dentro de los parámetros de la aceptación.

Aceptar que nuestro cuerpo es único nos lleva a actuar para cuidarlo de la mejor manera posible, sin importar su forma o su tamaño. En este proceso uno deja de compararse con los demás. Y cuando nos sentimos bien física y mentalmente, todo en la vida parece más fácil. Nos sentimos más motivados, tenemos más energía y nos sentimos más felices y satisfechos. Por otro lado, cuando nuestro cuerpo y mente están fuera de equilibrio, nos sentimos cansados, estresados y poco motivados.

Sobre todo cuando se es más joven la salud parece un tema lejano, pero después de cierta edad comienzan a salir detallitos, como en un coche al que nunca se le dio mantenimiento. Salud es sinónimo de vida, no es una simple moda. Cuando comemos bien, hacemos ejercicio y cuidamos de nuestro estado emocional, estamos reduciendo el riesgo de enfermedades y problemas de salud en el futuro. Es decir, estamos cuidando nuestro cuerpo que es el recipiente de nuestra vida.

Este libro es para todas aquellas personas que quieren sentirse bien consigo mismas y encontrar su propio equilibrio entre su cuerpo y mente. En las siguientes páginas ofrecemos herramientas y consejos prácticos y realistas en materia de nutrición, ejercicio físico, descanso y hábitos saludables.

Recuerda que la versión de ti mismo es la que tú decidas ser. Las modas pasan, pero tu cuerpo permanece. Sé intuitivo y razonable y verás como así logras la satisfacción corporal y mental que te hará tener una vida más plena.

SOMOS SERES DUALES

Nuestro cuerpo y mente son una unidad. Cuidar de uno implica cuidar del otro. Cuando nos ejercitamos, no sólo estamos fortaleciendo nuestros músculos y mejorando nuestra salud cardiovascular, sino que también estamos liberando endorfinas, las famosas "hormonas de la felicidad". Estas sustancias químicas tienen la capacidad de reducir el estrés y la ansiedad, mejorar nuestro estado de ánimo y aumentar la sensación de bienestar general. Cuando carecemos de ellas nos sentimos decaídos y desaminados, cuando las tenemos a flote estamos llenos de energía y buenas vibras.

El ejercicio también puede mejorar la calidad de nuestro sueño. Al dormir bien, nos despertamos con más energía y vitalidad, lo que nos permite enfrentar mejor los desafíos del día a día. Una buena noche de sueño ayuda a regular el apetito y puede mejorar la capacidad de nuestro cuerpo para procesar los nutrientes, lo que a su vez tiene un impacto positivo en nuestra salud física.

El bienestar emocional no se limita al ejercicio físico. Implica también cuidar de nuestra mente y emociones. Esto puede incluir prácticas como la meditación, el yoga, la terapia o simplemente tomarse el tiempo para hacer actividades que nos gusten y nos relajen. Al igual que el ejercicio, estas prácticas pueden reducir el estrés y la ansiedad, y mejorar nuestra salud mental. Y el bienestar emocional redundan en la salud física, pues muchas dolencias del cuerpo son padecimientos de origen emocional: el estrés, la ira, el hastío, la desesperanza pueden ocasionar enfermedades si no las controlamos.

Es crucial prestar atención a lo que comemos. Una dieta saludable y equilibrada no sólo puede ayudarnos a mantener un peso saludable y prevenir enfermedades, sino que también puede tener un impacto en nuestro bienestar emocional. Algunos nutrientes, como los ácidos grasos omega-3 y el triptófano, se han asociado con una mejor salud mental y un menor riesgo de depresión.

Por supuesto, cuidar de nuestro bienestar físico y emocional no siempre es fácil. A menudo nos encontramos ocupados con nuestras vidas diarias y parece que no tenemos tiempo para hacer ejercicio o cocinar comidas saludables. Además, puede ser difícil encontrar el equilibrio adecuado entre el trabajo, la familia y el tiempo para nosotros mismos.

Cuidar de nosotros mismos no es un lujo, sino una necesidad. Al dedicar tiempo y atención a nosotros, podemos mejorar nuestra calidad de vida y estar en mejores condiciones para enfrentar los desafíos que la vida nos presenta.

¿Por qué es importante sentirse satisfechos con nuestro cuerpo?

Cuando nos sentimos satisfechos con nuestro cuerpo, somos más propensos a cuidarlo y mantenerlo en buen estado. Cuidamos lo queremos. Al tener bien consiente esto, entonces en lugar de ver el ejercicio y la alimentación saludable como un castigo para nuestro cuerpo, nos motivarnos a mantener un estilo de vida saludable a largo plazo. Además, sentirnos satisfechos con nuestro cuerpo puede mejorar nuestra autoestima y nuestra confianza. Cuando nos sentimos bien con nosotros mismos, somos más propensos a tener una actitud positiva y segura en la vida.

Sentirnos satisfechos con nuestro cuerpo también puede ayudarnos a superar la presión social y cultural para tener un cuerpo "perfecto". Vivimos en una sociedad que a menudo nos bombardea con imágenes y mensajes sobre cómo se supone que debe ser nuestro cuerpo. Estos ideales suelen ser inalcanzables e incluso poco saludables para la mayoría de las personas. Por algo son ideales, porque pertenecen al mundo de las ideas y no de la realidad. La realidad es lo que podeos tocar, el cuerpo que nos acompaña día y noche. Al sentirnos satisfechos con nuestro propio cuerpo, podemos aceptarnos a nosotros mismos y a nuestras diferencias, y aprender a apreciar la belleza en todas sus formas.

Por supuesto, sentirnos satisfechos con nuestro cuerpo no es fácil para todos. Puede llevar tiempo y esfuerzo aprender a aceptarnos a nosotros mismos y amar nuestro cuerpo tal como es, pero es un proceso importante y necesario para nuestra salud física y emocional.

La conexión entre mente y cuerpo

La mente y el cuerpo son como un jardín que podemos dejar marchitar o hacer florecer.

El cuerpo sería la tierra de ese jardín. Necesitamos alimentarlo con los nutrientes adecuados, como las proteínas, las vitaminas y los minerales, para que pueda crecer fuerte y saludable. Al igual que un jardín, también necesitamos ejercitarlo para que se mantenga en buena forma. El ejercicio es como cavar la tierra de ese jardín, lo que permite que las raíces crezcan más profundamente y el suelo se oxigene. ¡Es como darle a nuestro cuerpo un buen masaje!

La mente y los pensamientos serían las plantas de ese jardín. Si no las cuidamos adecuadamente, pueden marchitarse. Al igual que las plantas, necesitamos nutrir nuestra mente con ideas y actividades positivas, como pensamientos optimistas, relajación, proyectos de vida y meditación. De lo contrario, podemos experimentar estrés y ansiedad, que son como las malas hierbas en nuestro jardín mental. Así que aseguremos de arrancar esas malas hierbas y dejar crecer nuestras flores mentales.

Al igual que en un jardín, la mente y el cuerpo están conectados, de hecho somos seres duales. Si nuestro cuerpo está en buena forma, nuestra mente también lo estará. Cuando hacemos ejercicio, liberamos endorfinas, que son como vitaminas para nuestro jardín mental. Nos hacen sentir bien y nos dan la energía para seguir adelante. Pero si no cuidamos nuestra mente, podemos experimentar problemas de salud física. La ansiedad y el estrés pueden aumentar el riesgo de enfermedades cardíacas, diabetes y otras afecciones. Hagamos de nuestro jardín mental uno que nos guste visitar e incluso presumir a los demás.

Si nuestro cuerpo fuera un jardín, el ejercicio sería como el sol. El ejercicio es una forma de mantener nuestro cuerpo en movimiento y activo. Nos ayuda a construir músculo, a fortalecer los huesos y a mejorar la salud cardiovascular. Además, puede mejorar nuestra salud mental y emocional, reducir el estrés y la ansiedad y hacernos sentir bien con nosotros mismos. Es como si el sol estuviera nutriendo y alimentando nuestro jardín corporal.

La alimentación sería como la lluvia en nuestro jardín corporal, el cual necesita la cantidad adecuada de agua y nutrientes para crecer y florecer. Al igual que las plantas requieren agua y nutrientes para crecer, nuestro cuerpo necesita alimentos saludables y nutritivos para mantenerse saludable. Los alimentos saludables como las frutas, las verduras y las proteínas magras, son ricos en nutrientes que nuestro cuerpo necesita para mantenerse saludable. Es como si estuviéramos regando nuestro jardín corporal con agua y fertilizante.

Pero si comemos alimentos procesados y azucarados, nuestro cuerpo no obtiene los nutrientes que necesita. En lugar de sentirnos saludables y energizados, nos sentiremos sentirnos cansados, letárgicos y malhumorados. El consumo excesivo de este tipo de alimentos se ha relacionado con un mayor riesgo de enfermedades crónicas como la obesidad y la diabetes. Es como si nuestro jardín corporal estuviera recibiendo residuos industriales tóxicos y se estuviera ahogando poco a poco en ellos.

En resumen, el ejercicio y la alimentación son dos factores importantes en nuestra salud física y emocional. El ejercicio nos ayuda a mantenernos en buena forma y a mejorar nuestra salud mental y emocional. Y la alimentación nos provee de los nutrientes que nuestro cuerpo necesita para mantenerse saludable y prevenir enfermedades. Así, tendremos un jardín corporal hermoso y saludable, y así poder disfrutar al máximo de la vida.

EL BIENESTAR EMOCIONAL

El bienestar emocional es una parte vital de nuestra salud en general, se trata de sentirnos equilibrados, satisfechos y capaces de enfrentar cualquier desafío.

¿Alguna vez te has sentido emocionalmente agotado, estresado o ansioso? Bueno, el bienestar emocional es exactamente lo opuesto. Es cuando te sientes feliz, relajado y tranquilo. También significa que puedes manejar el estrés y la ansiedad de manera efectiva, y tener relaciones saludables con los demás. Así mismo incluye tener un propósito y significado en nuestra vida. Significa tener metas y objetivos claros, y trabajar para alcanzarlos. Cuando tenemos un propósito, encontramos la motivación y la satisfacción para seguir adelante, incluso en los momentos más difíciles. Es como si estuviéramos escalando una montaña, sabiendo que hay una vista increíble en la cima y que vale la pena seguir adelante a pesar de los contratiempos (que siempre los habrá).

El bienestar emocional no es algo que se logra de la noche a la mañana. Es un proceso continuo que requiere atención y esfuerzo constante. A veces, podemos sentirnos abrumados o emocionalmente agotados, pero con la práctica y la paciencia, podemos desarrollar la capacidad de manejar nuestras emociones de manera efectiva.

Los pensamientos y emociones influyen en nuestro bienestar. A veces, subestimamos la importancia de lo que pensamos y sentimos, pero en realidad tienen un impacto muy grande en nuestra vida. Nuestros pensamientos son como semillas que plantamos en nuestra mente. Si plantamos pensamientos negativos, nos sentiremos mal y no estaremos en nuestro mejor estado emocional. Pero si plantamos pensamientos positivos, como "Soy capaz" o "Soy fuerte", entonces estaremos en un mejor estado emocional. Es como si estuviéramos plantando un jardín en nuestra mente, y tuviéramos que plantar las semillas correctas para que crezcan hermosas flores.

Nuestras emociones son como el clima en este jardín mental. Si tenemos pensamientos negativos, podemos experimentar emociones negativas como tristeza, ansiedad o estrés. Por otro lado, si plantamos pensamientos positivos, podemos experimentar emociones positivas como felicidad, alegría y satisfacción. Un jardín necesita de un buen clima para dar lo mejor de sí.

Esto se debe a que nuestros pensamientos y emociones están conectados. Si tenemos pensamientos negativos, experimentamos emociones negativas y viceversa. Por ejemplo, si tenemos pensamientos negativos sobre nosotros mismos, podemos sentirnos tristes y sin valor. Pero si tenemos pensamientos positivos, podemos sentirnos felices y con confianza. Es como si nuestros pensamientos fueran un interruptor de luz para nuestras emociones.

Pero no todo está perdido si tenemos pensamientos negativos. Podemos cambiar nuestros pensamientos y emociones a través de la práctica y el esfuerzo, enfocarnos en lo positivo, practicar la gratitud y el optimismo, y así entrenar nuestra mente para pensar de manera más positiva. Es como si estuviéramos enseñando a nuestro jardín mental a crecer en una dirección más saludable y feliz.

Estrategias para manejar el estrés y la ansiedad

El estrés y la ansiedad pueden ser un dolor de cabeza (literalmente). Son como una enfermedad silenciosa, pero existen estrategias divertidas y efectivas para manejarlos.

La primera estrategia es hacer ejercicios de respiración. Haz una respiración profunda y exhala lentamente. Repite este proceso varias veces y sentirán como su cuerpo comienza a relajarse. También puedes imaginar que estás inhalando cosas positivas, como el sol o la brisa del mar, y exhalando cosas negativas, como el tráfico o el trabajo. Es como hacer yoga pero sin la estera.

Otra estrategia es reírse. La risa es la mejor medicina, y puede reducir el estrés y la ansiedad. A veces para reírse basta con ver película divertida, mirar un espectáculo de comedia, leer un libro gracioso o pasar tiempo con amigos divertidos.

También puedes hacer actividades relajantes, como leer un libro de poemas, tomar un baño caliente, escuchar música suave o meditar. Encuentra algo que te haga sentir relajado y pleno. Incluso puedes intentar hacer una siesta. Es como un spa casero, pero sin los costos exorbitantes.

Otra estrategia es hacer algo creativo, como dibujar, pintar o hacer manualidades. Encuentra algo que te guste hacer y dedica tiempo a ello. Un ejemplo es hacer un álbum de recortes o un diario de gratitud. Es como tener un tiempo de juego para adultos.

Por último, cambiar la perspectiva de las cosas y enfocarse en lo positivo puede hacer una gran diferencia en el manejo del estrés y la ansiedad. Así que piensa en situaciones por las que estás agradecido, enfócate en lo que puedes controlar y deja ir lo que está más allá de tu alcance. Es como tener unos buenos lentes de sol en un día nublado.

Técnicas de *mindfulness* para mejorar la atención y la concentración

El *mindfulness* es un concepto que se refiere a la atención plena, a estar totalmente en el momento presente, sin que nuestra cabeza esté en el futuro o en el pasado sino con la máxima atención y concentración en lo que estamos viendo o haciendo. Hay muchas técnicas para llegar a este estado.

La primera es la escucha consciente. Elije una canción que te guste, y escucha cada nota y letra con atención plena. Enfócate en la melodía, las palabras y los sonidos de los instrumentos. Si tu mente divaga, vuelve a enfocarse en la canción. Disfruta la melodía, el tono de voz, los instrumentos de fondo, incluso los silencios.

Otra técnica es la meditación de la lluvia. Siéntate en un lugar cómodo y cierra los ojos. Imagina que estás escuchando la lluvia caer, y presta atención a los sonidos y descubre los patrones que se producen. Puede incluso poner la grabación de una lluvia y escucharla. Si tu mente divaga, vuelve a enfocarte en ese sonido, en los olores y sensaciones que evoca.

También puedes probar la técnica de la visualización. Elije una imagen que te guste, como una playa o un jardín, y cierra los ojos. Imagínate que estás en ese lugar, y presta atención a los detalles. Si tu mente divaga, vuelve a enfocarte en la imagen.

Otra técnica es el yoga o estiramientos conscientes. Elije algunas posturas simples de yoga o estiramientos, y hazlos con atención plena. Presta atención a tu respiración y a cómo se siente tu cuerpo en cada postura. Tu mente intentará pensar en algo más, en alguna tarea pendiente o alguna preocupación, pero apenas empiece ese hilo de pensamiento enfócate de nuevo en tu respiración y en la postura.

Por último, intenta la técnica de la degustación consciente. Elije una comida que te guste, y cómela con atención plena. Presten atención a los sabores, la textura y los aromas de cada bocado. Disfrútala como si ese platillo fuese lo primero que pruebas después de días de ayuno.

Hay muchas técnicas de mindfulness divertidas que pueden ayudarte a mejorar la atención y concentración. Ya sea escuchar conscientemente, meditar, visualizar, hacer yoga o estiramientos, o comer conscientemente, ¡hay algo para todos!

Puedes diseñar muchas más a tu medida. El objetivo es hacer todo con el máximo enfoque y vivir el presente en detalle, con la máxima concentración posible. Es sin duda una de las maneras más plenas de estar en la vida.

MANTENER EL BIENESTAR A LARGO PLAZO

A veces tenemos una mentalidad de "solucionar problemas" en la que solo nos enfocamos en solucionar un asunto específico en el momento presente, pero no pensamos en cómo mantener el bienestar a largo plazo.

Cuando mantenemos el bienestar a lo largo de nuestra vida, estamos cuidando de nuestro cuerpo y mente. Esto significa que estamos haciendo elecciones saludables y tomando medidas para prevenir problemas de salud, por ejemplo, hacer ejercicio regularmente, comer una dieta saludable, dormir lo suficiente y manejar el estrés. Esto no solo mejora nuestra calidad de vida, sino que también puede ayudarnos a prevenir problemas de salud crónicos como enfermedades cardíacas, diabetes y cáncer.

Cuando nos sentimos bien física y mentalmente durante periodos largos y continuos tenemos más energía y somos más productivos, somos más capaces de concentrarnos y realizar nuestras tareas de manera efectiva. Esto puede ayudarnos en nuestras carreras, relaciones y objetivos personales.

Por otra parte, mantener el bienestar a largo plazo puede ayudarnos a ahorrar tiempo, dinero y estrés en el futuro. Cuando prevenimos problemas de salud y cuidamos bien de nosotros mismos, podemos evitar visitas costosas al médico y medicamentos caros. También podemos evitar el estrés y la preocupación de lidiar con problemas de salud crónicos, pues este tipo de enfermedades no solo son problemáticas por la enfermedad en sí sino por todo lo que implica (gastos, deudas, preocupaciones familiares, etc.).

Los hábitos saludables son un estilo de vida, no una solución rápida. Necesitamos abrazar el proceso y ser pacientes con nosotros mismos. No podemos esperar cambiar nuestros hábitos de la noche a la mañana, pero si somos persistentes y seguimos trabajando en nuestros objetivos a largo plazo, eventualmente comenzaremos a ver resultados.

La consistencia es clave. Es dar, aunque sea, un paso a la vez, pero no dejar de andar.

Debemos hacer de los hábitos saludables una parte integral de nuestro estilo de vida y mantenernos comprometidos a largo plazo. Al final del día, mantener hábitos saludables y el equilibrio mente-cuerpo es un viaje y no una meta. Debemos disfrutar del viaje y celebrar nuestros logros a lo largo del camino.

Para lograr la consistencia, necesitamos hacer que nuestros hábitos saludables sean divertidos y atractivos. Al igual que cuando escuchamos música para hacer más atractivo el ejercicio, debemos encontrar formas de hacer que nuestros hábitos saludables sean más emocionantes y atractivos.

Una forma de hacerlo es encontrar actividades que disfrutemos y que nos guste hacer. Si odiamos hacer ejercicio en el gimnasio, ¿por qué no intentar algo diferente como el yoga o el baile? Si no nos gusta comer ensaladas aburridas, podemos intentar agregar diferentes ingredientes o probar nuevas recetas saludables.

También podemos hacer de nuestros hábitos saludables una experiencia social, es decir, buscar amigos que compartan nuestros intereses por el bienestar, hacer ejercicio juntos, compartir lecturas y actividades en común o salir a comer platillos saludables. Esto nos mantiene motivados y nos permite tener una experiencia divertida y social.

Establecer objetivos realistas y alcanzables

Muchas veces, nos fijamos objetivos imposibles de alcanzar, lo que nos lleva a sentirnos frustrados y desmotivados. Por eso es importante seguir pautas que nos permitan establecer objetivos que sean realmente alcanzables.

Primero, es importante tener una idea clara de lo que queremos lograr. ¿Queremos sentirnos más relajados? ¿Queremos mejorar nuestra condición física? ¿Queremos dormir mejor por las noches? Sea cual sea nuestro objetivo, es importante tenerlo claro en nuestra mente, pues así nos preparamos para alcanzar ese lugar.

Después, hay que establecer objetivos específicos y medibles. Por ejemplo, si queremos mejorar nuestra condición física, en lugar de establecer un objetivo general como "quiero estar en forma", podemos establecer un objetivo más específico y medible, como "quiero poder correr 30 minutos sin parar en el próximo mes". De esta manera, podemos medir nuestro progreso y ver cuánto hemos avanzado.

También es importante establecer objetivos realistas. No podemos esperar lograr un cambio significativo de la noche a la mañana, como decir que queremos correr un maratón el próximo fin de semana si tenemos años sin hacer ninguna actividad física. Las metas irreales terminan en la frustración y el abandono por buscar otras metas. Por lo tanto, debemos ser realistas y establecer objetivos que sean alcanzables dentro de un plazo determinado. De esta manera, podemos sentirnos motivados y comprometidos para trabajar hacia nuestro objetivo.

Algunos objetivos realistas y alcanzables pueden ser:

- Hacer ejercicio durante 30 minutos al menos 3 veces a la semana.
- Añadir una porción de frutas y verduras a cada comida.
- Practicar la meditación durante 5 minutos al día.
- Comer una porción menos al día de alimentos procesados y azúcares refinados.

- Practicar la gratitud escribiendo cada noche, antes de dormir, tres cosas por las que estás agradecido.
- Hacer una caminata de 20 minutos durante el almuerzo.
- Tomar un baño relajante antes de dormir 2 veces por semana.
- Tomarse un trago menos de alcohol cada vez.
- Hacer una lista semanal de tareas y prioridades para manejar mejor el estrés.

Cada persona es única, y sus objetivos también deben serlo. Encuentra lo que funciona mejor para ti y ajusta tus objetivos según sea necesario. Mantén una actitud positiva y celebra tus logros a lo largo del camino.

Además, es importante ser flexible y ajustar nuestros objetivos si es necesario. A veces, pueden surgir imprevistos o cambios en nuestras vidas que nos impiden alcanzar nuestros objetivos. Si un día no cumplimos lo propuesto no quiere decir que nuestro plan se fue para abajo, es solo un día o dos donde hicimos de lado nuestros objetivos. Siempre se puede volver al carril.

El papel de la motivación en el bienestar a largo plazo

Así como una semilla necesita un suelo sólido para crecer, nosotros necesitamos una actitud positiva y una creencia en nosotros mismos para cultivar nuestra motivación. Debemos recordarnos a regularmente que somos capaces de lograr lo que nos proponemos.

También debemos rodearnos de personas que nos apoyen, como las abejas que polinizan nuestras plantas. Al igual que ellas ayudan a las flores a crecer, rodearnos de personas que nos apoyen nos ayuda a mantener nuestra motivación a largo plazo.

Debemos encontrar maneras de mantenernos interesados y emocionados, como por ejemplo cambiar nuestras rutinas de ejercicio o nuestras recetas de comida cada cierto tiempo, al igual que cuando cambiamos nuestras plantas de lugar en el jardín. Si hacemos lo mismo todos los días, podemos aburrirnos y perder la motivación.

Gamificar nuestros objetivos de bienestar físico y mental puede ser una forma divertida y efectiva de mantenernos motivados y comprometidos. La gamificación implica agregar elementos de juego a nuestras tareas cotidianas para hacerlas más interesantes y desafiantes. Aquí hay algunas formas de gamificar nuestros objetivos de bienestar físico y mental:

Utilizar aplicaciones de bienestar: Hay muchas aplicaciones de bienestar que nos permiten establecer objetivos, realizar un seguimiento de nuestros progresos y ganar puntos y recompensas. Estas aplicaciones pueden ser una forma divertida de gamificar nuestros objetivos y motivarnos a alcanzarlos.

Establecer desafíos: Establecer desafíos para nosotros mismos puede ser una forma divertida de gamificar nuestros objetivos. Podemos establecer desafíos para nosotros mismos, como correr una cierta distancia en un tiempo determinado o hacer una cantidad determinada de flexiones, leer un libro cada semana, comer vegetales tantas veces al día…

Crear un juego de recompensas: Podemos crear un juego de recompensas para nosotros mismos, en el que ganemos puntos por cada vez que hagamos ejercicio o comamos alimentos saludables. Después de ganar cierta cantidad de puntos, podemos canjearlos con algo que queramos.

Buscar un compañero de ejercicios: Buscar un compañero de ejercicios puede ser una forma divertida de gamificar nuestros objetivos de bienestar físico. Podemos establecer desafíos entre nosotros, y el que pierda, por ejemplo, debe pagar el almuerzo del otro a ayudarnos con alguna tarea doméstica.

Utilizar juegos de mesa: Existen muchos juegos de mesa que se enfocan en la salud y el bienestar, como juegos de cartas que nos enseñan sobre nutrición o juegos de mesa que nos motivan a hacer ejercicio. Estos juegos pueden ser una forma divertida de gamificar nuestros objetivos de bienestar físico y mental.

Para tener un jardín saludable y hermoso, necesitamos tener una motivación fuerte y constante. Para lograrlo, debemos tener una actitud positiva y creer en nosotros mismos, rodearnos de personas que nos apoyen y encontrar formas nuevas y emocionantes de mantenernos interesados.

DESCUBRE TU CUERPO

¿Alguna vez han sentido que no conoces realmente tu propio cuerpo o que no estás seguro de cómo entrenarlo o nutrirlo adecuadamente? Bueno, esto es algo que les sucede a muchas personas.

Descubrir tu cuerpo implica conocer su estructura, sus necesidades y limitaciones. Cuando conoces tu cuerpo, puedes diseñar un programa de entrenamiento y nutrición que sea adecuado para ti y que te ayude a alcanzar tus objetivos de manera efectiva.

Además, conocer tu cuerpo te ayuda a identificar las áreas en las que necesitas trabajar más. Si sabes que tienes debilidades en una cierta parte del cuerpo, por ejemplo, puedes diseñar un programa de entrenamiento que se enfoque en fortalecer esas áreas o habilidades específicas.

Otra razón por la que es importante descubrir tu cuerpo es que te permite prevenir lesiones y enfermedades. Cuando conoces tus limitaciones y necesidades, puedes evitar entrenamientos o movimientos que puedan causar lesiones. También puedes detectar problemas de salud a tiempo y buscar atención médica si es necesario.

Tipos de cuerpo y composición corporal

El cuerpo humano es una máquina increíblemente compleja y diversa, y cada individuo tiene su propio tipo de cuerpo y composición corporal. Conocer estas diferencias puede ser esencial para alcanzar tus metas de fitness y salud.

En líneas generales existen tres tipos de cuerpo: el ectomorfo, el mesomorfo y el endomorfo. En esta parte del libro, exploraremos cada tipo de cuerpo y sus características específicas, todo de una manera amigable y fácil de entender.

Ectomorfo

Si eres un ectomorfo, es posible que tengas dificultades para ganar músculo o peso, pero esto no significa que no puedas tener un cuerpo fuerte y saludable.

Características del cuerpo ectomorfo:

- Estructura ósea fina y delgada
- Huesos y músculos alargados
- Metabolismo rápido
- Poca grasa corporal
- Dificultad para ganar peso y masa muscular

Los ectomorfos tienden a tener una buena definición muscular y una apariencia atlética, a menudo con un abdomen plano y bien definido. También tienen un metabolismo rápido, lo que significa que pueden comer más sin ganar peso. Sin embargo, l dificultad para ganar peso y masa muscular puede ser frustrante para los ectomorfos que desean desarrollar su cuerpo. Además, tener poca grasa corporal puede ser un desafío para mantener la energía y la salud.

Nutrición ideal para un cuerpo ectomorfo:

Consumir suficientes calorías: Como los ectomorfos tienen un metabolismo rápido, necesitan consumir suficientes calorías para mantener su peso. Trata de consumir alimentos ricos en calorías como frutos secos, aguacates, carnes magras y lácteos enteros.

Comer proteínas de alta calidad: La proteína es esencial para desarrollar masa muscular. Trata de consumir suficientes proteínas de alta calidad como huevos, carnes magras, pescado y legumbres.

Consumir carbohidratos complejos: Los carbohidratos son una importante fuente de energía para el cuerpo. Trata de consumir carbohidratos complejos como arroz integral, pasta integral, pan integral y verduras.

Controlar el tamaño de las porciones: Es importante controlar el tamaño de las porciones para evitar el exceso de calorías y mantener un cuerpo saludable.

Actividad física ideal para un cuerpo ectomorfo:

Entrenamiento con pesas: Los ejercicios de resistencia y levantamiento de pesas son esenciales para desarrollar masa muscular. Trata de enfocarte en ejercicios compuestos como sentadillas, press de banca, dominadas y peso muerto. Si eres principiante necesitas un instructor que te oriente sobre la técnica correcta y sobre cómo ir dosificando las cargas para lograr un progreso sostenido y duradero.

Descansar lo suficiente: Es importante permitir que los músculos descansen y se recuperen después de un entrenamiento. Descansa entre 48 y 72 horas antes de entrenar los mismos músculos nuevamente. Es en la recuperación donde las fibras rotas de los músculos se regeneran, aumentando gradualmente su tamaño.

No excederse con el cardio: Aunque el ejercicios cardiovascular es importante para mantener una buena salud cardiovascular, los ectomorfos deben tener cuidado de no excederse con el cardio, ya que esto puede quemar calorías y evitar el aumento de peso.
Escucha las señales de tu cuerpo: hambre, saciedad, dolor, etc. A cada señal debes darle la respuesta

adecuada: no pasar hambre, no pasar sed, descansar para recuperarte.

Mesomorfo

Si eres un mesomorfo, es posible que tengas una estructura ósea musculosa y un metabolismo rápido, lo que te permite desarrollar músculo con facilidad.

Características del cuerpo mesomorfo:

- Estructura ósea ancha y musculosa
- Hombros y caderas en proporción
- Metabolismo rápido
- Mayor cantidad de masa muscular
- Baja cantidad de grasa corporal

Los mesomorfos tienen una estructura ósea musculosa y un metabolismo rápido, lo que les permite desarrollar músculo con facilidad. Además, tienen una buena proporción entre músculo y grasa corporal, lo que les da una apariencia atlética. Pero, si no cuidan su nutrición y actividad física, los mesomorfos tienen una tendencia a ganar peso fácilmente.

Nutrición ideal para un cuerpo mesomorfo:

Consumir suficientes proteínas: La proteína es esencial para mantener y desarrollar masa muscular. Trata de consumir suficientes proteínas de alta calidad, como huevos, carne magra, pescado, legumbres y productos lácteos bajos en grasa.

Incluir carbohidratos complejos: Los carbohidratos son una importante fuente de energía para el cuerpo. Incluye carbohidratos complejos en tu dieta, como arroz integral, pasta integral, pan integral y verduras.

Controlar las porciones: Aunque los mesomorfos tienen una buena proporción entre músculo y grasa corporal, es importante controlar las porciones para evitar el exceso de calorías y mantener un cuerpo sano.

Actividad física ideal para un cuerpo mesomorfo:

Entrenamiento de fuerza: Los ejercicios de resistencia y levantamiento de pesas son esenciales para mantener y desarrollar masa muscular. Trata de enfocarte en ejercicios compuestos.

Incorporar cardio: El cardio es importante para mantener una buena salud cardiovascular y quemar calorías. Incorpora actividades como correr, nadar, andar en bicicleta o hacer clases de baile.

Variar el entrenamiento: Para evitar el estancamiento, es importante variar tu entrenamiento cada cuatro a seis semanas. De esta manera tu cuerpo responderá mejor a un nuevo estímulo en vez de a lo acostumbrado.

Endomorfo

Si tienes un cuerpo endomorfo, es posible que tengas una tendencia a almacenar grasa corporal, especialmente en el área abdominal, y que tengas un metabolismo más lento.

Características del cuerpo endomorfo:

- Tendencia a almacenar grasa corporal, especialmente en el área abdominal
- Metabolismo más lento
- Huesos y articulaciones grandes
- Cintura ancha y redondeada
- Piernas y brazos cortos en comparación con el torso

Los endomorfos suelen tener una buena estructura ósea, lo que les da una apariencia sólida y robusta. También tienen una mayor resistencia física que otros tipos de cuerpo. Asimismo tienen una tendencia a almacenar grasa corporal, especialmente en el área abdominal, y su metabolismo suele ser más lento.

Nutrición ideal para un cuerpo endomorfo:

Controlar la ingesta de carbohidratos: Los endomorfos tienden a tener un metabolismo más lento y almacenar grasa corporal con facilidad, por lo que es importante controlar la ingesta de carbohidratos simples, como el azúcar y la harina blanca. En su lugar, consume carbohidratos complejos, como verduras y frutas, arroz integral, pan integral y legumbres.
Consumir suficientes proteínas: La proteína es esencial para mantener y desarrollar masa muscular. Trata de consumir suficientes proteínas de alta calidad, como huevos, carne magra, pescado, legumbres y productos lácteos bajos en grasa.

Incluye grasas saludables: Las grasas saludables, como el aceite de oliva, aguacate, frutos secos y semillas, son importantes para la salud y la pérdida de peso.

Actividad física ideal para un cuerpo endomorfo:

Entrenamiento de fuerza: Los ejercicios de resistencia y levantamiento de pesas son esenciales para mantener y desarrollar masa muscular, lo que ayuda a aumentar el metabolismo y quemar grasa. Trata de enfocarte en ejercicios compuestos como sentadillas, press de banca, dominadas, fondos y peso muerto. La ganancia de músculos crea un efecto residual de quema de calorías. Es decir, a más músculo quemarás calorías incluso en reposo.

Priorizar el cardio: El ejercicio cardiovascular es importante para mantener la buena salud del corazón y quemar calorías. Incorpora actividades como caminar, correr, andar en bicicleta, hacer clases de baile o natación. Es importante que sea cardio de alto impacto, es decir, que haga que tus pulsaciones se eleven. Esto hará que la quema de calorías sea mayor y en menos tiempo.

Escucha las señales de tu cuerpo: hambre, saciedad y dolor

A menudo, estamos tan ocupados con nuestras vidas que no tomamos el tiempo para prestar atención a las señales de nuestro cuerpo, lo que puede llevar a malos hábitos alimenticios y lesiones físicas.

Escuchar tu hambre y saciedad es importante para mantener una alimentación saludable y evitar comer en exceso. Si estás distraído con otras cosas mientras comes, es posible que no te des cuenta de cuándo estás satisfecho y termines comiendo más de lo necesario. Por lo tanto, es importante prestar atención a cómo se siente tu cuerpo mientras comes y detenerse cuando te sientas satisfecho.

Escuchar las señales de dolor es crucial para evitar lesiones físicas. A menudo, ignoramos el dolor y continuamos haciendo ejercicio o actividades que pueden empeorar la lesión. Es importante detenerse cuando sientas dolor y permitir que tu cuerpo se recupere antes de continuar con cualquier actividad.

Además, escuchar las señales de tu cuerpo también puede ayudarte a estar más conectado contigo mismo. Al prestar atención a cómo te sientes física y emocionalmente, puedes identificar los factores que te hacen sentir bien y los que te causan estrés o ansiedad.

Entonces, ¿cómo puedes empezar a escuchar las señales de tu cuerpo? Aquí algunas sugerencias:

Presta atención a tu cuerpo mientras comes: Saborea cada bocado y detente cuando te sientas satisfecho.

Haz una pausa durante el ejercicio si sientes dolor. No te fuerces a continuar si sientes dolor, toma un descanso y permítete recuperarte antes de continuar.

Haz una pausa en tu día a día para revisar cómo te sientes. Tómate unos minutos durante el día para evaluar tu estado físico y emocional, para analizar si estás dando lo mejor se ti, chequear tu entusiasmo y preguntarte si es realmente el día que quieres tener, y saber que si no puedes cambiarlo puedes pensar en medidas a mediano plazo para modificar algunas cosas de tu entorno.

En resumen, escuchar las señales de tu cuerpo es importante para mantener una alimentación saludable, evitar lesiones físicas y estar más motivado y relajado. Recuerda que tu cuerpo es tu templo y merece ser cuidado y escuchado.

Aceptación y amor propio: cómo trabajar en la relación con nuestro cuerpo

En otro de nuestros libros (*El Arte de la Aceptación*) hablamos exhaustivamente de la aceptación, sus beneficios y los pasos para lograrla a plenitud Acá solo recapitularemos algunos principios básicos en lo tocante al bienestar corporal.

Aceptarte es apreciar la persona que eres, con todas tus virtudes y defectos. Es sentirse más seguros y cómodos con nosotros mismos, en lugar de preocuparnos por lo que piensan los demás. Es tener amor propio producto de la autovaloración y de saber que somos únicos.

A veces, puede ser difícil aceptarnos y amarnos a nosotros mismos, pero es importante recordar que todos somos diferentes y eso es lo que nos hace especiales. Siempre habrá personas que nos critiquen o nos juzguen, pero lo más importante es que aprendamos a amarnos y aceptarnos tal y como somos.

Muchos se comparan con los demás como una manera de validar su aspecto físico. Como vimos, los tipos de cuerpos son diferentes y dentro de esos tres rangos hay un sinfín de variaciones. Si bien puedes sacar tu mayor potencial dentro de tu tipología, lo cierto es que no puedes cambiarlo para parecerte a alguien más si contextura es diferente. Es cierto que en la mayoría de los casos puedes perder peso o ganarlo, aumentar tu músculo, volverte más fuerte o más flexible. Pero si lo que buscas es parecerte a un modelo en específico lo más probable es que frustres y te sientas mal contigo mismo.

La perfección es tan subjetiva como las metas que te establezcas, y no debe ser una imposición de las modas del momento. De eso se trata la aceptación del cuerpo, de saber que puedes hacer muchos ajustes que te hagan sentir mejor, pero también de aceptar que hay cosas que no pueden cambiar a menos que te sometas a un estrés físico y mental de posibles consecuencias nefastas (pérdidas extremas de peso, retos absurdos de entrenamiento, intervenciones quirúrgicas estéticas de alto riesgo).

Si te amas como eres y eres consciente de cómo puedes llegar a ser en términos realistas, buscarás naturalmente formas de alimentarte mejor, de ejercitarte con más regularidad y hacer actividades que te gusten. Si partes de una inconformidad muy arraigada será más cuesta arriba cuidar de tu cuerpo. Recuerda que cuidamos lo queremos y descuidamos lo que despreciamos.

Por ello, trabajar en la relación con nuestro cuerpo es esencial para nuestro bienestar físico y emocional. Algunas prácticas que te pueden a ayudar a encontrar ese camino del equilibrio son:

Practicar la gratitud: Agradecer las cosas buenas que tenemos en nuestra vida y en nuestro cuerpo es una excelente forma de mejorar la relación con este. Agradecer por nuestra salud, por nuestros órganos que funcionan correctamente y por cada parte de nuestro cuerpo nos ayuda a valorarlo y respetarlo.

Prestarnos atención: Aprender a escuchar las señales de nuestro cuerpo, como el hambre, la sed, el cansancio, nos ayuda a cuidarlo de manera adecuada. Cuando prestamos atención a las necesidades de nuestro cuerpo y las atendemos, creamos una relación más saludable y respetuosa. Saber qué alimentos no nos caen también, qué horarios de sueño y ejercicio nos resultan incómodos, en qué horas del día los antojos se confunden con hambre nos ayudará a modificar patrones de manera consciente e inteligente.

Movernos: Nuestro cuerpo es una máquina diseñada para moverse. El ejercicio no es una actividad adicional y prescindible, sino que debemos procurar movernos lo más que podamos: caminar, subir escaleras, levantarnos, agacharnos son verbos que debemos ejecutar tantas veces como podamos. Los trabajos de oficina de ocho horas al día van contra este principio; y además de causar problemas de salud y estrés entrenan al cuerpo a ser pasivo cuando más bien evolucionó para el constante movimiento. Si haces consciente que debes moverte, buscarás la ocasión de hacerlo con más frecuencia: evitarás el ascensor para solo subir unos pocos pisos, evitarás pedir la comida a casa si puedes caminar algunas cuadras, disfrutarás de una caminata sin rumbo solo por el placer de mover tus piernas. Lo ideal es que también introduzcas algunas sesiones de ejercicio de entrenamiento: pesas o algún deporte. Verás que un cuerpo en movimiento siempre pide más movimiento.

Respetarnos: Tratar nuestro cuerpo con cariño y respeto es fundamental para mejorar la relación con él. Hablarnos a nosotros mismos de una manera amable y positiva, cuidar nuestra piel y cabello, admirar algún detalle particular de nosotros, vestirnos con ropa cómoda que nos haga sentir bien, son pequeñas acciones que pueden ayudarnos a cultivar una relación más amorosa con nuestro cuerpo.

Trabajar en la relación con nuestro cuerpo requiere de prácticas diarias que nos ayuden a aceptarlo y amarlo tal y como es. A veces ese amor es aprendido en la infancia, a veces tenemos que reforzarlo con prácticas diarias hasta que resulte tan natural ese respeto y cariño hacia nosotros, que procuraremos todo lo posible para estar bien.

NUTRICIÓN SALUDABLE

Una nutrición saludable es aquella que incluye una variedad de alimentos frescos y naturales que proporcionan una buena cantidad de nutrientes esenciales para el cuerpo. Ello se logra a través de una una combinación de alimentos ricos en proteínas, carbohidratos complejos, grasas saludables, fibra, vitaminas y minerales; así como mantener a raya los alimentos procesados, ricos en grasas trans y azúcares. La nutrición saludable también implica comer en porciones adecuadas y equilibradas, y mantener una hidratación adecuada.

No se trata de obsesionarse con una dieta perfecta sino de razonablemente flexible. Permitirse algún capricho ocasionalmente y disfrutar de una comida trampa de vez en cuando, sin sentir culpa o arrepentimiento, es parte de una alimentación sana pero realista.

Una dieta equilibrada y variada nos proporciona los nutrientes esenciales que necesitamos para mantener nuestro cuerpo saludable y en buen funcionamiento. Estos nutrientes incluyen proteínas, carbohidratos, grasas, vitaminas y minerales. Cada uno de ellos tiene una función importante en nuestro cuerpo, desde la reparación de tejidos hasta el mantenimiento de nuestro sistema inmunológico. Comer bien en términos saludables, puede ayudarnos a prevenir enfermedades crónicas como la diabetes, afecciones cardiovasculares, la hipertensión arterial e incluso algunos tipos de cáncer.

Una dieta equilibrada y variada no significa que debamos privarnos de los alimentos que nos gustan. De hecho, incluir algunos alimentos no tan saludables en nuestra alimentación de vez en cuando es perfectamente normal y puede ser parte de un estilo de vida saludable. La clave está en encontrar el equilibrio y la moderación.

Algunas recomendaciones para lograr una dieta equilibrada y variada incluyen:

* Consumir una variedad de alimentos frescos y enteros como frutas, verduras, proteínas magras y granos enteros.

* Limitar el consumo de alimentos procesados y altos en azúcar, grasas saturadas y sodio. Mientras menos productos empaquetados consumas es mejor.

* Moderar el consumo de alcohol y bebidas azucaradas como refrescos o jugos no naturales.

* Planificar las comidas con anticipación y llevar refrigerios saludables para evitar caer en la tentación de comer alimentos menos saludables. A veces con la excusa del apuro siempre lo más sencillo es comer un snack, pues es lo que abunda en las tiendas de conveniencia.

Alimentos que nos hacen sentir bien

Algunos alimentos son llamados "alimentos reconfortantes" o "alimentos felices", pero ¿por qué nos hacen sentir así?

En primer lugar, es importante aclarar que los alimentos que nos hacen sentir bien no son necesariamente los alimentos menos saludables. De hecho, muchos de ellos son ricos en nutrientes y pueden ser parte de una alimentación equilibrada y saludable. Lo que los hace especiales es su capacidad para activar ciertas áreas del cerebro que nos producen una sensación de satisfacción.

Uno de los principales alimentos que nos hacen sentir bien son los carbohidratos complejos, como los granos enteros, las frutas y las verduras. Estos alimentos contienen azúcares y fibras que se liberan lentamente en el torrente sanguíneo, lo que nos proporciona energía duradera y estable. Además, los carbohidratos complejos también estimulan la producción de serotonina, un neurotransmisor que nos hace sentir relajados y felices.

Otro grupo de alimentos de esta categoría son los que contienen grasas saludables, como el aceite de oliva, los aguacates, los frutos secos y los pescados grasos como el atún y el salmón. Estos alimentos son ricos en ácidos grasos omega-3, que han demostrado tener efectos positivos en la salud mental y pueden reducir la inflamación en el cerebro.

Algunos alimentos contienen triptófano, un aminoácido que se convierte en serotonina en el cerebro. Estos alimentos incluyen el pavo, el pollo, los huevos, el queso, el tofu y los frutos secos. Por lo tanto, consumir estos alimentos puede ayudarnos a aumentar los niveles de serotonina en el cerebro y mejorar nuestro estado de ánimo.

Por otra parte, hay alimentos que nos dan una sensación de euforia poco duradera pero adictiva. Una barra de dulce, un refresco azucarado y la bollería industrial en general nos producen una felicidad momentánea pero que pronto se evapora y nos deja con ganas de más. Por ello conviene evitarlos y buscar aquellos alimentos saludables que nos llenen de una energía y buen humor duraderos. El encontrar e incorporar esos alimentos a tu dieta diaria te hará sentir satisfecho y feliz de estar dándole a tu querido cuerpo combustible del bueno.

Estrategias para mantener una alimentación saludable en el día a día

A veces puede ser difícil comer bien en medio de nuestras ajetreadas vidas y de la sobreabundancia de comida "barata" chatarra. Decimos barata entrecomillas porque, aunque su coste sea menor, a la larga termina siendo más costoso llevar una dieta de este estilo pues el gasto en facturas médicas llegará tarde o temprano si esta es nuestra fuente predominante de alimentos.

Es importante planificar tus comidas y prepararlas con anticipación. Puedes cocinar varios platos al mismo tiempo para tener suficientes comidas saludables refrigeradas para toda la semana. Además, tener comidas ya preparadas hará que sea más fácil tomar decisiones saludables cuando estés ocupado o cansado.

Encuentra recetas que sean divertidas y emocionantes para ti. Busca ingredientes nuevos que no hayas probado antes o experimenta con diferentes formas de cocinar tus comidas favoritas. El cambio puede ser divertido y te ayudará a descubrir nuevos alimentos y sabores.

Otra estrategia es hacer que la comida sea atractiva. Prueba a presentar tus platillos de una forma sugestiva y apetecible, utilizando platos y utensilios de colores llamativos o agregando algunas especias o hierbas para dar sabor y color a tus platos. Intenta picar y distribuir los vegetales de forma que alegren el plato. Un plato colorido es más llamativo y su placer entra por los ojos.

Es importante comprar alimentos saludables que realmente te gusten. El rango de alimentos saludables es muy variado y la verdad no tienen por qué gustarnos todos. Hay personas que no toleran el olor o el sabor de la coliflor, de la berenjena, de los rábanos, por ejemplo. No es una obligación cinsumirlos porque hay muchas alternativas. El reino vegetal es mucho más variado que el animal en materia de comida. Si compras alimentos saludables que no te gustan, es probable que no los comas y termines optando por opciones menos saludables, o que fortalezcas el prejuicio de que comer sano no es grato.

Y no descuides la hidratación. En este punto lo más sencillo y sano es el agua. Los jugos naturales son mejores que los procesados pero su exceso representa una ingesta grande de azúcar, por lo que su consumo debe ser moderado. El té y el café no le caen bien a todo el mundo. Así que para mantener nuestro cuerpo hidratado y saludable lo mejor es el agua simple. Si te cuesta beber suficiente agua durante el día puedes agregarle chía, limón, hojas de albahaca, pepino etc., para varias su sabor. Además de sus beneficios, el agua también puede ser una forma efectiva de reducir el apetito y evitar comer en exceso.

LOS MITOS DE LAS DIETAS

La información errónea y los mitos pueden confundir a la gente y llevarlos a tomar decisiones equivocadas en muchos aspectos de la vida, y la alimentación no escapa a ello. Esto puede llevar a problemas de salud a largo plazo, como deficiencias nutricionales, problemas de digestión, desequilibrios hormonales, aumento de peso y enfermedades crónicas.

En la era de la información cunde la desinformación, así que todo lo que leamos o escuchemos tiene que ser tomado con pinzas, sin importar cuantas veces se haya repetido o si hay algunos supuestos especialistas que avalan dicha información.

Llevamos más de cincuenta años escuchando sobre la periódica aparición de la dieta milagrosa y definitiva. Cada una reemplaza y contradice a la anterior. Algunas son la moda de unos meses y otras las modas que van y vienen cada tantos años. No sorprendería que en algún momento se pusiera de moda la dieta de comer solo semillas, solo huevos de avestruz o solo barro (quizá ya existen propuestas igual de irracionales).

Lo cierto es que una dieta perfecta, de resultados inmediatos, sostenidos y que funcione para todos los cuerpos y culturas no existe. Hay programas alimenticios que tienen mejores resultados en determinados tipos de cuerpo, pero alrededor de todo eso suelen estar los hábitos de vida, el contexto cultural, la genética y muchos otros factores.

Por supuesto que hay recomendaciones acertadas y saludables de los expertos en nutrición; pero estas recomendaciones suelen ser personalizadas y sobre todo balanceadas. Un nutricionista que te diga que solo debes comer carne de cebú o copos de avena toda tu vida (sustentado en alguna explicación casi mítica) sin duda no es un buen profesional.

Los peligros de las dietas restrictivas y de moda

Las dietas de moda suelen ser las restrictivas, porque su extremismo suele cautivar a muchas más personas por presentarse como algo supuestamente nuevo y radical. A menudo, estas dietas prometen resultados rápidos, pero en realidad pueden ser muy peligrosas para nuestra salud física y mental, pues pueden crear conflictos, frustración, manías y hasta depresión.

No hay que avergonzarse si alguna vez caímos en la trampa de seguir una dieta milagrosa o consumir batido mágicos. Es realmente difícil no sucumbir al poder del marketing. Es natural querer resultados en poco tiempo a costa de unos supuestos sacrificios.

Lo cierto es que las dietas restrictivas no son sostenibles a largo plazo. Y la idea de una dieta es que sea un hábito, algo que nos resulte natural. Y lo natural es lo que cada cultura tiene como su punto de equilibrio, donde no hay lugar para el exceso desbocado (como en nuestra época de sobreabundancia de adictiva comida chatarra) o de privaciones voluntarias.

¿Entonces cómo comer sano? La respuesta está en lo balanceado. Las culturas antiguas (o las que están al margen de la sociedad contemporánea) comían lo que había, lo que podían cazar y pescar, lo que podían recoger. No se atascaban ni se mataban voluntariamente de hambre. No tenían antojos de media tarde que resolvían rápidamente con un empaquetado. Comían lo justo, lo que necesitaba su cuerpo.

La sociedad actual ha pervertido el concepto de alimentación a través de hacernos repudiar el cuerpo que tenemos y hacernos desear tener el de un ideal lejano. Por una parte, hay mucha comida chatarra disponible y relativamente barata; y por otro píldoras mágicas y dietas extremas y milagrosas que quieren combatir esos desórdenes con promesas peligrosas e irreales. La maquinaria de alimentación y la salud es una serpiente que se muerde la cola, un ciclo perjudicial del que hay que hacer un esfuerzo para salir.

Al limitar la cantidad de alimentos que consumimos, también limitamos los nutrientes esenciales que nuestro cuerpo necesita para funcionar correctamente. Esto puede provocar deficiencias nutricionales y afectar nuestra salud a largo plazo. Y no todos los cuerpos funcionan bien solamente comiendo carne y semillas, o solo comiendo frutos y comida cruda.

Además, algunas dietas de moda a menudo nos obligan a eliminar grupos enteros de alimentos, como los carbohidratos o las grasas. Esto puede llevar a una obsesión poco saludable con la comida y una relación negativa con la alimentación. Otro peligro de las dietas restrictivas es que a menudo son temporales y no son sostenibles a largo plazo. Una vez que dejamos de seguir la dieta, es fácil volver a nuestros viejos hábitos alimentarios y recuperar el peso perdido y de hecho ganarlo en exceso.

La restricción alimentaria puede llevar a pensamientos obsesivos sobre la comida y la culpa por comer ciertos alimentos. Además, las dietas de moda a menudo promueven una imagen corporal poco realista y pueden afectar nuestra autoestima y confianza en nosotros mismos.

La comida deber ser un placer, un acto festivo, no un pecado o un acto que nos haga sentir mal.

Mitos comunes sobre la alimentación y la pérdida de peso

Uno de los mitos más comunes es que para perder peso, debemos seguir una dieta extremadamente baja en calorías. Si bien puede parecer lógico que al reducir drásticamente nuestra ingesta calórica perderemos peso más rápidamente, esto no es necesariamente cierto. En realidad, una dieta muy baja en calorías puede ralentizar nuestro metabolismo y dificultar la pérdida de peso a largo plazo. Pues el cuerpo busca el equilibro y aprende a conservar sus reservas de grasa durante esa inducida austeridad. Y de hecho, cuando volvemos a aumentar las calorías suman mucho más de lo que lo hacían previamente.

Otro mito común es que debemos evitar ciertos grupos de alimentos para perder peso, como los carbohidratos o las grasas naturales. En realidad, todos los grupos de alimentos son importantes y necesarios para una dieta saludable y equilibrada. Eliminar grupos de alimentos puede llevar a deficiencias nutricionales y afectar nuestra salud a largo plazo.

También se suele decir que para perder peso debemos hacer ejercicio intenso y agotador todos los días. Si bien el ejercicio es importante para la salud física y mental, es importante encontrar un equilibrio y hacer ejercicio de manera sostenible y saludable para nuestro cuerpo. Hacer demasiado ejercicio puede llevar a lesiones y agotamiento, lo que puede afectar nuestra capacidad para seguir un plan de ejercicio a largo plazo. Al menos que seamos deportistas de élite con una competición en ciernes, nuestro plan de ejercicios debe ser exigente pero no demoledor.

Cuando se trata de buscar una alimentación equilibrada y sostenible, es importante adoptar un enfoque holístico que incluya una variedad de alimentos saludables y nutritivos. Entre ellos están:

Enfoque en alimentos enteros: En lugar de alimentos procesados y envasados, trata de centrarte en alimentos enteros y frescos. Esto incluye frutas, verduras, granos integrales, proteínas magras y grasas saludables. Piensa en todo lo que comían tus antepasados hace más de cien años, o hace mil: no había empaquetados de todos los tamaños, sabores y colores esperándolos a la vuelta de cada esquina. Comían comida de verdad.

Equilibra tus macros: Una alimentación equilibrada y sostenible debe incluir una buena combinación de los macronutrientes, es decir, proteínas, carbohidratos y grasas saludables. Esto ayuda a mantener niveles estables de azúcar en la sangre y a mantenernos saciados durante más tiempo.

Prueba diferentes alimentos y recetas: Para evitar aburrirte de los mismos alimentos, prueba diferentes opciones y recetas. Puedes buscar en línea o en libros de cocina para encontrar ideas saludables y deliciosas que te ayuden a variar tu dieta. Dentro de la sobreabundancia de hoy en día la hay de personas que comparten conocimiento del bueno, recetas variadas y de calidad. No te quedes con solo la opinión de un par de *influencers*, hay mucho más. Al tener un amplio rango de información variada aprenderás a distinguir la charlatanería del sentido común.

Come con conciencia plena: Aprende a prestar atención a las señales de tu cuerpo de hambre y saciedad. Come lentamente, disfrutando de cada bocado y asegurándote de que te sientas satisfecho sin sentirte demasiado lleno. Es un poco lo que comentábamos páginas atrás sobre el *mindfulness*, pero aplicado al acto de comer.

Organiza tus comidas de antemano: Si preparas algunos platillos de antemano o le delegas a alguien esta tarea, siempre tendrás en tu refrigerador algo saludable y apetitoso. Hay muchos servicios de personas dedicadas a preparar menús personalizados por semana. Es una inversión mucho mejor que comer en la calle, donde a veces el tiempo y las circunstancias no nos dejan muchas opciones para elegir.

En resumen, una alimentación equilibrada y sostenible consiste en adoptar un enfoque holístico que incluya una variedad de alimentos saludables y nutritivos. Al centrarse en alimentos enteros, equilibrar tus macros, probar diferentes opciones y recetas, comer con conciencia plena y organizar tus comidas de antemano, puedes asegurarte de que tu alimentación sea sostenible a largo plazo y te ayude a alcanzar tus objetivos de salud y de cariño para tu cuerpo.

EJERCICIO PARA EL BIENESTAR

El ejercicio no solo es beneficioso para nuestra salud física, sino que también puede tener un gran impacto en nuestro bienestar emocional. Cuando hacemos ejercicio, nuestro cerebro libera endorfinas, que son hormonas que nos hacen sentir bien, felices y relajados. Además, el ejercicio regular puede reducir los niveles de estrés y ansiedad, mejorar la calidad del sueño, aumentar la autoestima y la confianza en nosotros mismos, y mejorar nuestra capacidad de concentración y memoria.

El ejercicio puede ayudarnos a reducir el estrés y la ansiedad. ¿Alguna vez han sentido esa sensación de liberación y euforia después de una agotadora sesión de entrenamiento? Ya hicimos referencia a las endorfinas o las llamadas "hormonas de la felicidad". Aunque suene paradójico son un estímulo que nos energiza y nos relaja a la vez, y de paso queremos más de eso cada que las experimentamos. En efecto encontrar la actividad física que más te guste, y si es posible en compañía de personas afines a ti, puede convertirse en una de esas adicciones buenas. Pues sí: hay adicciones buenas, y el ejercicio es una de ellas.

Además, el ejercicio también puede mejorar la calidad de nuestro sueño al aumentar la cantidad de tiempo que pasamos en el sueño profundo, lo que nos ayuda a sentirnos más descansados y renovados al despertar. Cansar a nuestro cuerpo es una herramienta efectiva para luego descansar mejor. La sociedad actual se enfoca en cansar y entretener solamente a nuestra mente, de ahí la abundancia de los problemas del sueño hoy en día.

El ejercicio puede ayudarnos a reducir el riesgo de enfermedades cardíacas, diabetes y obesidad, entre otras condiciones de salud. Incluso si hay predisposición genética de algunas de esas enfermedades, la actividad física constante es un factor importante para moderar el impacto de esas predisposiciones. No es una fórmula mágica, pero juega a nuestro favor.

Al hacer ejercicio regularmente, también podemos mejorar nuestra resistencia cardiovascular y muscular, lo que nos permite realizar actividades cotidianas con mayor facilidad, así como evitar lesiones a medida que envejecemos. La vejez es inevitable, pero no la vejez activa y con un cuerpo capaz de realizar la mayoría de actividades cotidianas y recreativas.

Ya mencionamos que nuestro cuerpo es una máquina de movimiento. Es verdad que con la edad ciertas actividades se pueden ver más limitadas, pero ello no quiere decir que nuestro destino sea estar postrados. Entrenar de joven es una garantía de movilidad (y por tanto independencia y bienestar) para tu yo del futuro.

Por otra parte, nunca es tarde para empezar. No se trata de que alguien de setenta años se convierta de la noche a la mañana en gimnasta olímpico; pero sí es viable y real que en relativamente corto tiempo, alguien de la tercera o cuarta edad pueda emprender un entrenamiento adecuado a sus capacidades e ir progresando en el mismo.

Existen multiplicidad de ejercicios y cada uno puede beneficiar nuestra salud de forma diferente. Así que es relativamente sencillo crear un plan de entrenamiento adaptado a tus necesidades y gustos personales, para que sea más fácil incorporarlo a tu rutina diaria y mantenerlo a largo plazo. Ya sea que prefieras el yoga, el running, el levantamiento de pesas o cualquier otro tipo de actividad física, este capítulo te ayudará a entender los beneficios del ejercicio para el bienestar y cómo puedes hacerlo parte de tu estilo de vida.

Tipos de ejercicio: cardio, fuerza, flexibilidad

Hay tres tipos principales de ejercicio que podemos realizar para mejorar nuestra salud y bienestar: ejercicio cardiovascular, de fuerza y de flexibilidad. Cada uno tiene beneficios únicos y puede ayudarnos a alcanzar diferentes objetivos.

El **ejercicio cardiovascular**, o **cardio** como comúnmente se le llama, es cualquier tipo de ejercicio que aumenta nuestra frecuencia cardíaca y nos hace respirar más rápido. Algunos ejemplos comunes de cardio son correr, nadar, andar en bicicleta y bailar.

Este tipo de actividades mejoran nuestra salud cardiovascular al fortalecer nuestro corazón y nuestros pulmones. También puede ayudarnos a quemar calorías y perder peso.

El cardio también puede tener beneficios para nuestro bienestar emocional. Al hacer cardio, nuestro cuerpo libera endorfinas, que nos hacen sentir bien y nos ayudan a reducir el estrés y la ansiedad.

Hacer cardio suele dar una sensación de libertad, de energía y revitalización. Hay algo en correr al aire libre o bailar en una clase que simplemente provoca un sentimiento de felicidad.

Somos máquinas de movernos y también máquinas de correr. El diseño de nuestros músculos, tendones, huesos está hecho para eventualmente, varias veces en la vida, tener que dar una carrera rápida. Evolucionamos corriendo para salvar la vida o corriendo para cazar nuestros alimentos. Debe ser por eso que el ejercicio cardiovascular nos conecta con esa parte tan esencial de nuestra naturaleza.

Los ejercicios de fuerza implican trabajar nuestros músculos contra alguna resistencia (bien sea la fuerza de gravedad o nuestro propio peso o el de barras y discos), por ejemplo, levantar pesas o hacer flexiones de brazos.

El ejercicio de fuerza no es solo para competidores olímpicos, fisiculturistas o trabajadores de la construcción. En mayor o menor medida todos requerimos de cierta fuerza para actividades cotidianas.

Estos ejercicios fortalecen nuestros músculos y huesos, lo que es especialmente importante a medida que envejecemos y perdemos masa muscular y densidad ósea. Además, nos ayudan a mejorar nuestra postura y prevenir lesiones en la espalda y otros músculos y articulaciones.

El ejercicio de fuerza también puede tener beneficios para nuestra salud mental y emocional. Al constatar nuestra fuerza y progreso físico, podemos mejorar nuestra autoestima y confianza en nosotros mismos. Esa sensación de mover, empujar o levantar algo pesado transmite una sensación de poder que a la vez nos beneficia emocionalmente.

La fuerza no es algo exclusivo de los hombres. Las mujeres también tienen y necesitan fuerza.

Para trabajar la flexibilidad debemos estirar y mover nuestros músculos y articulaciones a través de un rango completo de movimiento. Esto nos ayuda a mejorar nuestra movilidad, a prevenir lesiones, a rectificar nuestra postura y a aliviar el dolor muscular y articular.

Adicionalmente, el ejercicio de flexibilidad puede tener beneficios para nuestra salud mental y emocional. Al hacer ejercicios de estiramiento y movilidad, podemos reducir el estrés y la ansiedad y mejorar nuestra relajación y nuestra concentración.

Tener flexibilidad te hará sentir más ágil y en sintonía con tu cuerpo. Además, los ejercicios de estiramiento y movilidad son una gran forma de relajarte después de un entrenamiento intenso de fuerza o cardio.

Cómo diseñar un plan de entrenamiento adaptado a tus necesidades y gustos

Un plan de entrenamiento debe ser retador, pero también debe gustarte, como todo en la vida. Por fortuna hay una gran variedad de actividades físicas para hacerlas de manera individual, en pareja o en grupo.

Hay especialistas que pueden ayudarte a diseñar planes de entrenamiento, con la orientación adecuada para no lesionarte, para progresar y para divertirte.

Siguiendo estos consejos puedes tener el panorama ideal para hacer el tuyo. Claro, que si necesitas algo muy específico, tienes alguna condición especial, o estás en rehabilitación, un especialista será quien mejor pueda orientarte.

Haz un plan que puedas mantener a largo plazo, no solo durante unas semanas. De esta manera, podrás crear un estilo de vida saludable y mantener tus resultados a largo plazo.

Varía tus entrenamientos. La variedad es clave para evitar el aburrimiento y mantener la motivación. Prueba diferentes tipos de actividades, como entrenamiento de fuerza, yoga, pilates, running, entre otros. Además, variar tus entrenamientos te ayudará a trabajar diferentes grupos musculares y prevenir lesiones.

No olvides el calentamiento y estiramientos. El calentamiento y los estiramientos son fundamentales para prevenir lesiones y mejorar la flexibilidad. Dedica unos minutos antes y después de cada sesión para realizar estos ejercicios.

Escucha a tu cuerpo. A veces nuestro cuerpo nos dice que necesitamos un día de descanso o que debemos reducir la intensidad del entrenamiento. Aprende a escuchar a tu cuerpo y haz los ajustes necesarios en tu plan de entrenamiento. Si eres honesto sabrás cuando necesitas y puedes dar más, y cuando debes hacer una pausa o cambiar de actividad.

Establecer metas realistas te ayudará a mantenerte motivado y evitar la frustración. En lugar de establecer una meta de perder 10 kilos en un mes, establece una meta de perder medio kilo por semana. Tardará más, pero llegará.

Encuentra un compañero de entrenamiento. Esto puede ser muy motivador porque compartirán sus logros y se apoyarán mutuamente durante los momentos difíciles.

Recuerda que cada cuerpo es diferente y que lo que funciona para una persona puede no funcionar para otra. Encuentra lo que funciona para ti y disfruta del proceso de alcanzar tus objetivos. La recompensa de correr un kilómetro más, de levantar un kilo más, de patear una pelota más fuerte que antes son los mejores premios para alguien que entrena. Es un desafío contra uno mismo.

LA IMPORTANCIA DE GANAR MÚSCULO

¿Te has preguntado alguna vez por qué algunas personas pueden comer mucho sin ganar peso mientras que otras ganan peso fácilmente? La respuesta está en el metabolismo y la construcción muscular.

El metabolismo es el proceso por el cual nuestro cuerpo convierte los alimentos en energía. Si tienes un metabolismo rápido, tu cuerpo quema calorías más rápido y es más fácil perder peso. Por otro lado, si tienes un metabolismo lento, tu cuerpo quema calorías más lentamente y es más difícil perder peso.

Pero, ¿cómo podemos acelerar nuestro metabolismo? Aquí es donde entra en juego la ganancia de masa muscular. El músculo es más activo metabólicamente que la grasa, lo que significa que cuanto más músculo tengamos, más calorías quemaremos en reposo. Es decir, nuestro cuerpo seguirá quemando calorías incluso cuando estemos sentados en el sofá viendo una película o leyendo un libro.

El entrenamiento de fuerza para la construcción muscular no solo nos ayuda a acelerar nuestro metabolismo, sino que también nos ayuda a mantener huesos fuertes y prevenir lesiones. Así que, si quieres aumentar tu metabolismo y mejorar tu composición corporal, debes incluir entrenamiento de fuerza en tu rutina de ejercicios. Tus músculos te lo agradecerán.

Además, los músculos también pueden ayudarnos a combatir la fatiga y aumentar nuestra capacidad para realizar actividades diarias, lo que nos vuelve más activos.

Ahora bien, mientras muchos hombres se frustran por lo lento en su progreso de ganancia muscular, algunas mujeres tienen el temor irracional de ganar demasiado músculo. Lo cierto es que, dependiendo del tipo de cuerpo, la ganancia de músculo no suele ser fácil (suele ser fácil ganar kilos en grasa, pero no en músculo).

Pero muchas mujeres (aunque al parecer ya está cambiando esa perspectiva) rehúyen el ejercicio de pesas por miedo volverse una bola de músculos. Ganar músculo requiere de un buen entrenamiento, una buena dieta y mucha paciencia. El volumen que otorga la musculatura no es solo un proceso que tarda, sino que también depende del tipo de cuerpo. En general, si entrenamos con pesas y comemos suficiente comida de calidad, con énfasis en proteínas y carbohidratos no procesados, ganaremos músculos de manera progresiva, pero siempre dentro de los patrones de nuestra genética.

Ganar músculo no solo es saludable, sino que otorga a cada cuerpo (dentro de sus características específicas) una forma más tonificada y definida. Dentro de un entrenamiento estándar nadie se convierte en un fisicoculturista solo por hacer pesas con regularidad.

Todos tenemos músculos, de lo contrario no podríamos caminar o rascarnos la panza. Los músculos son sinónimo de salud pues son depósitos de energía y nutrientes, aumentan el metabolismo, reducen los riesgos de enfermedades como diabetes, mejoran la postura, evitan las lesiones… en fin prolongan la vida. Con el paso de los años, sobre todo a partir de los 40-50 años el cuerpo empieza a perder músculo y conservarlo se hace muy cuesta arriba. Por ello hay que empezar a ganar músculo cuanto antes.

En el aspecto estético, tener músculo hará que tu ropa te quede mejor, que te sientas con más energía… que te sientas más vivo.

Mitos sobre el entrenamiento con pesas y el desarrollo muscular

"Las mujeres no deben levantar pesas pesadas porque se pondrán demasiado musculosas". Lo cierto es que las mujeres no tienen suficiente testosterona para desarrollar músculos masivos como los hombres. Levantar pesas pesadas solo las hará más fuertes, definidas y tonificadas.

"Solo debes entrenar los músculos que se ven en el espejo". ¡Error! El cuerpo está interconectado, y todos los músculos trabajan juntos. Es importante entrenar todo el cuerpo para mantener un equilibrio muscular y prevenir lesiones. No solo son bíceps y pectorales, nuestro sistema muscular es un sistema completo.

"Debes hacer muchas repeticiones con poco peso para tonificar los músculos". Tonificar es solo una palabra elegante para describir la construcción de músculo y la pérdida de grasa. Para lograrlo, necesitas levantar pesos pesados y hacer un número moderado de repeticiones que rompan tus fibras musculares y ocasiones que el músculo crezca. Como dijimos, es un proceso lento y hay que ser paciente.

"Si dejas de entrenar con pesas, tus músculos se convertirán en grasa". Esto biológicamente imposible. El músculo y la grasa son dos tejidos diferentes que no pueden transformarse entre sí. Si dejas de entrenar con pesas, tus músculos simplemente se atrofiarán y se volverán más pequeños.

"El entrenamiento con pesas es peligroso y puede causar lesiones". La vedad podríamos lesionarnos en la ducha o solo yendo a comprar pan. Si el entrenamiento con pesas se realiza de manera adecuada los riesgos de lesiones son mínimos. Es importante aprender la técnica correcta y comenzar con los pesos adecuados a nuestro nivel de experiencia y habilidad. De hecho, levantar pesas hace que seamos menos propensos a lesionarnos en actividades del día a día.

Pero si definitivamente no te gustan las pesas hay muchas opciones para ganar músculo, como la calistenia o la práctica de algún deporte como el futbol, el patinaje o la natación. Practicados de manera sostenida y con la asesoría adecuada harán que ganemos músculo.

Diseñar una rutina de entrenamiento con pesas efectiva

Algunos de los ejercicios con pesas más populares incluyen las sentadillas, prensas de piernas, peso muerto, press de hombros, curl de bíceps y extensiones de tríceps. No importa si eres principiante o avanzado, siempre hay una rutina de pesas que se adapte a tus necesidades. El objetivo de este apartado no es sustituir a un entrenador profesional, sino que te familiarices con los términos y las técnicas básicas antes de apuntarte en algún gimnasio.

Recuerda siempre calentar antes de realizar cualquier ejercicio y mantener una técnica adecuada para evitar lesiones.

Sentadillas con pesas: Las sentadillas con pesas son un ejercicio increíble para trabajar los músculos de las piernas y los glúteos. Para hacerlas, comienza sosteniendo una pesa con ambas manos o una barra con discos sobre los trapecios de tu espalda, con los pies separados al ancho de los hombros. Baja lentamente como si quisieras sentarte en una silla imaginaria, manteniendo tu espalda recta y el peso en tus talones. Luego, vuelve a la posición inicial y repite el movimiento.

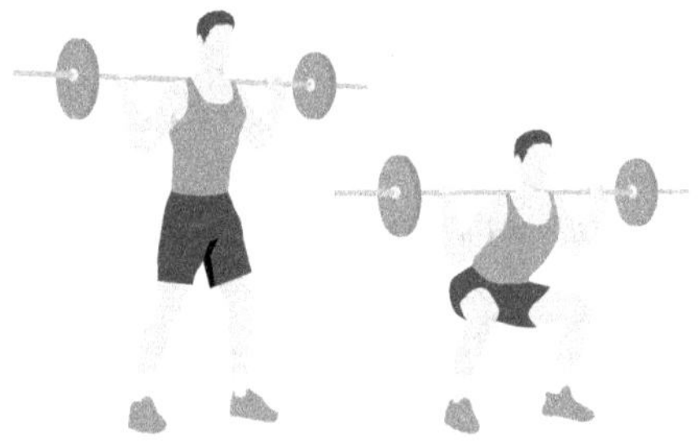

Prensa de piernas: También conocido como press de piernas es otro excelente ejercicio para fortalecer los músculos de las piernas y los glúteos. Si no tienes acceso a una prensa de piernas en el gimnasio, puedes hacer una versión con pesas en casa. Para hacerlo, acuéstate sobre tu espalda con las rodillas dobladas y los pies en el suelo. Sostén una pesa en cada mano y levanta las caderas hacia el techo, manteniendo la espalda recta y los abdominales contraídos. Luego, baja lentamente hasta la posición inicial y repite el movimiento.

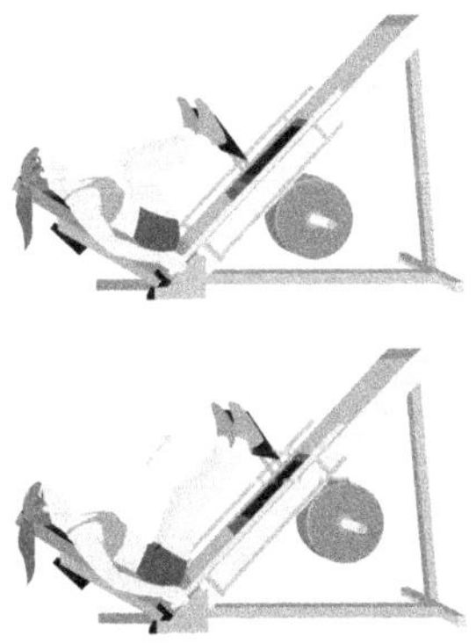

Peso muerto: El peso muerto es un ejercicio excelente para trabajar los músculos de la espalda y las piernas. Para hacerlo, sostén una pesa con ambas manos y colócala frente a tus muslos. Separa los pies al ancho de las caderas y baja lentamente el peso hacia el suelo, manteniendo la espalda recta y los abdominales contraídos. Luego, vuelve a la posición inicial.

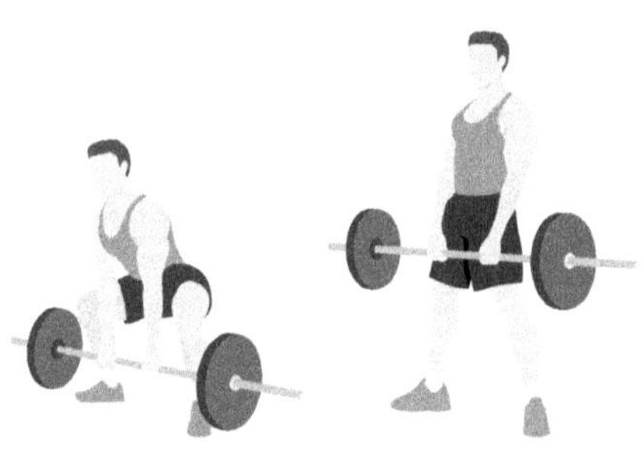

Press de hombros: El press de hombros es un excelente ejercicio para fortalecer los músculos de los hombros y los brazos. Para hacerlo, sostén una pesa en cada mano y levántalas a la altura de los hombros, con las palmas hacia adelante. Luego, empuja las pesas hacia arriba, extendiendo completamente los brazos. Luego, baja lentamente las pesas hacia la posición inicial.

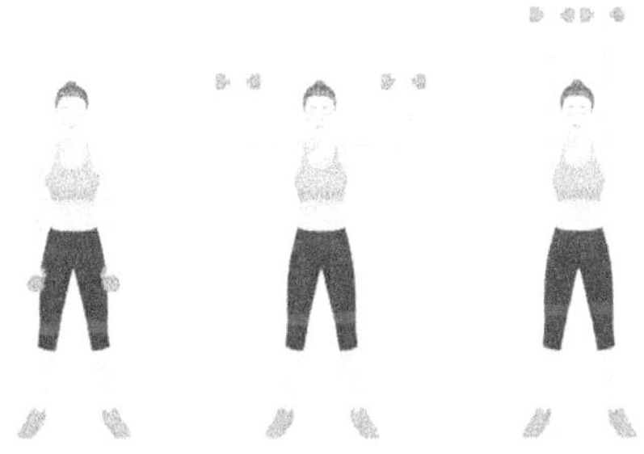

Curl de bíceps: El curl de bíceps es un clásico ejercicio para trabajar los músculos de los brazos. Para hacerlo, sostén una pesa en cada mano y colócalas a los lados del cuerpo, con las palmas hacia adelante. Luego, levanta lentamente las pesas hacia los hombros, doblando los codos. Mantén la posición por un segundo y luego baja las pesas hacia la posición inicial.

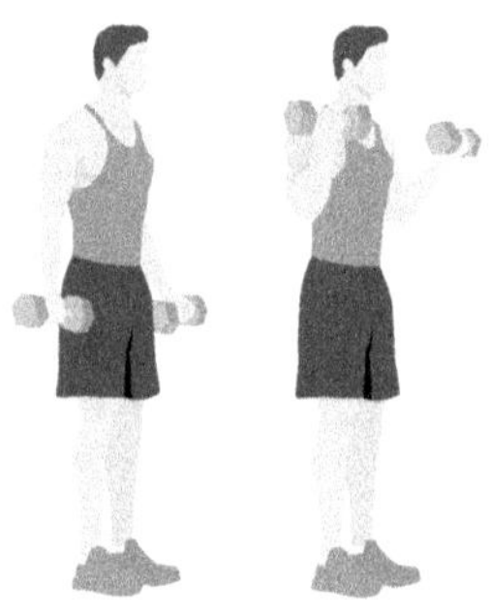

Extensiones de tríceps: Las extensiones de tríceps son un excelente ejercicio para fortalecer los músculos de la parte posterior de los brazos. Para hacerlo, sostén una pesa con ambas manos detrás de la cabeza, con los codos doblados. Luego, extiende los brazos hacia arriba, manteniendo los codos cerca de las orejas. Mantén la posición por un segundo y luego baja las pesas hacia la posición inicial.

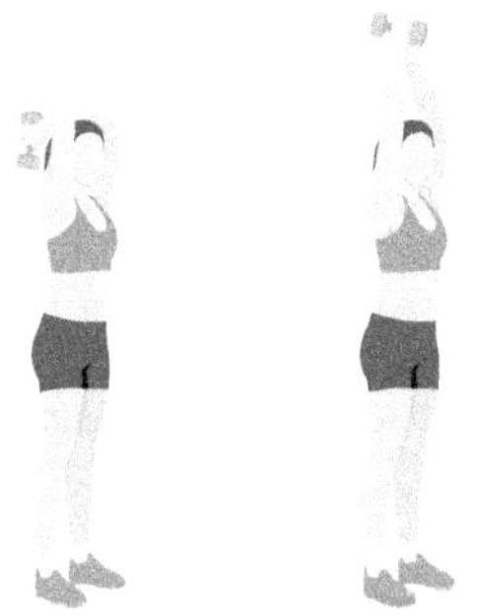

La proteína, un aliado clave para ganar músculo

La proteína (sea de origen animal o vegetal) es el nutriente responsable de la construcción y reparación de los tejidos musculares. Cuando hacemos ejercicio, nuestros músculos experimentan micro daños en sus fibras que necesitan ser reparadas. La proteína ayuda a reparar estos daños y a construir músculo nuevo, lo que resulta en un mayor tamaño y fuerza muscular.

Además, la proteína es esencial para mantener una dieta equilibrada y saludable. Ayuda a controlar el apetito, promueve la saciedad y estabiliza los niveles de azúcar en la sangre. También puede ayudar a reducir la pérdida de masa muscular durante una dieta para perder peso.

No es necesario consumir grandes cantidades de proteína para ganar músculo. La verdad el cuerpo sólo puede sintetizar una cantidad limitada de proteína a la vez, por lo que es importante distribuir la ingesta de proteína a lo largo del día. El estándar es de 1,3 a 2 gramos de proteína por cada kilo de peso corporal durante el día.

La cantidad de proteína que necesitamos varía de persona a persona, dependiendo de factores como la edad, el sexo y el nivel de actividad física. Sin embargo, lo importante es asegurarse de consumir suficiente proteína en nuestra dieta para satisfacer las necesidades de nuestro cuerpo.

La proteína animal es una fuente común de proteína. Los alimentos como la carne, el pollo, el pescado y los huevos son ricos en proteína animal. Estos alimentos contienen aminoácidos esenciales, que nuestro cuerpo no puede producir por sí solo y, por lo tanto, deben provenir de nuestra dieta.

Por otro lado, también existen fuentes de proteína vegetal, como las legumbres, los frutos secos, las semillas y algunas verduras. Si bien estas fuentes de proteína no contienen todos los aminoácidos esenciales, se pueden combinar para crear una proteína completa.

Los suplementos de proteína son una forma conveniente y efectiva de aumentar la ingesta de proteínas en la dieta, y uno de los más populares es el suero de leche, también conocido por su nombre en inglés: whey.

El **whey** es una proteína completa, lo que significa que contiene todos los aminoácidos esenciales que el cuerpo necesita para construir y reparar el tejido muscular. Además, se digiere y absorbe rápidamente en comparación con otras fuentes de proteína, lo que lo convierte en una excelente opción para consumir después del entrenamiento, cuando el cuerpo necesita nutrientes rápidamente para comenzar el proceso de recuperación.

Debe ser visto como un complemento a usar solo en los casos que en que, a pesar de comer suficiente, no alcanzamos a cumplir con la dosis diaria de proteína para ganar músculo. En ningún caso el whey sustituye a los alimentos de verdad.

ENTRENAMIENTO FÍSICO EN CASA

Hay circunstancias que nos impiden hacer ejercicio al aire libre o apuntarnos en un gimnasio o centro deportivo. En estos contextos los ejercicios en casa son una opción válida y que a muchos le sienta de maravilla.

Entrenar en casa puede ser igual de efectivo y divertido que hacerlo en un gimnasio. Ante la excusa de la falta de tiempo y dinero, el ejercicio en la comodidad del hogar es una excelente opción para muchos. Además, te brinda la libertad de elegir el horario que mejor se adapte a ti. Puedes hacer ejercicio en la mañana temprano, después del trabajo o incluso a media tarde.

Otra gran ventaja es que puedes personalizar tu espacio de entrenamiento. Puedes elegir la música que más te motive o disponer de la iluminación que más te guste.

Para hacerlo no requieres de equipos costosos. Y en muchos casos ni siquiera requieres nada más que tu propio cuerpo. En general, con una simple colchoneta, estera o mat de yoga, y un par de mancuernas puedes hacer una gran variedad de ejercicios de fuerza, mientras que los ejercicios cardiovasculares como saltar la cuerda, *burpees* o *jumping jacks* no necesitan de equipamiento especial.

Claro que entrenar en casa también puede tener sus desventajas. Por ejemplo, puede ser difícil mantener la motivación y disciplina necesarias para seguir un plan de entrenamiento constante. Además, puede haber distracciones en el hogar que nos impidan enfocarnos en nuestro entrenamiento, como el televisor, la comida, llamadas telefónicas, una visita o incluso la tentadora comodidad de nuestro sofá.

Otro desafío que se presenta al entrenar en casa es la falta de espacio adecuado. Algunas personas pueden tener la suerte de tener un gimnasio completo en su hogar, pero para la mayoría, el espacio puede ser una limitante.

También hay que reconocer que entrenar en casa también puede resultar aburrido para algunas personas. A diferencia de un gimnasio, no hay un ambiente de comunidad ni una variedad de actividades y equipos disponibles para mantener nuestra atención y motivación.

Sin embargo, hay muchas opciones para superar estas desventajas. Por ejemplo, puedes unirte a grupos de entrenamiento en línea a través de plataformas digitales, lo que te permitirá tener la motivación y el apoyo de otros.

También puedes establecer un horario de entrenamiento regular y tratar de eliminar las distracciones mientras te ejercitas (si puedes ver una película mientras te ejercitas es que no estás prestando atención a la película o no te estás ejercitando bien). Y si no tienes acceso a pesas, puedes utilizar tu propio peso corporal o comprar algunas bandas elásticas que representan un gasto bastante menor.

Aunque no hay nada como tener un entrenador o ver videos en internet para entender mejor la mecánica de los ejercicios, no queremos dejar la oportunidad de presentarte algunos ejemplos sencillos de ejercicios que puedes hacer desde casa sin necesidad de utilizar ningún tipo de equipo o material:

Sentadillas: Colócate de pie con los pies separados al ancho de tus hombros, baja tu cuerpo como si te fueras a sentar en una silla y vuelve a subir.

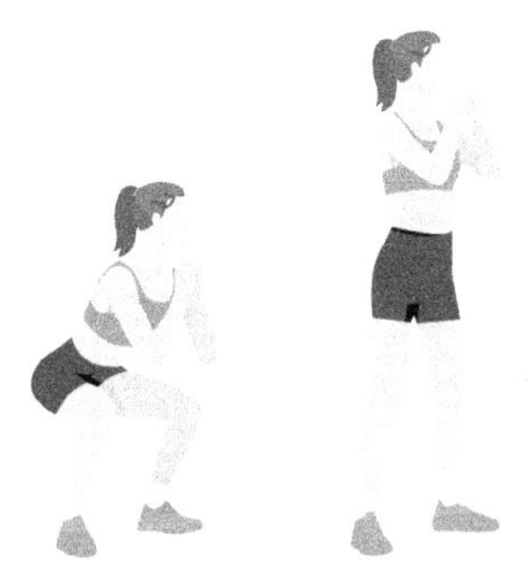

Zancadas: Da un gran paso hacia adelante con una pierna, mantén la rodilla flexionada y baja la cadera hasta que la rodilla trasera casi toque el suelo. Vuelve a subir y repite con la otra pierna.

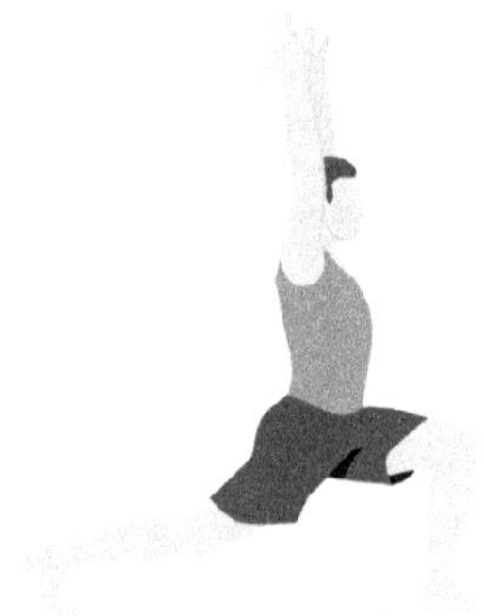

Plancha: Apóyate en los antebrazos y los dedos de los pies, mantén tu cuerpo en línea recta y mantén la posición durante unos segundos.

Flexiones de brazos: Colócate en posición de plancha con las manos debajo de los hombros, baja tu cuerpo manteniendo los codos cerca del torso y vuelve a subir. Si no puedes hacer flexiones completas, puedes apoyar tus rodillas en el suelo.

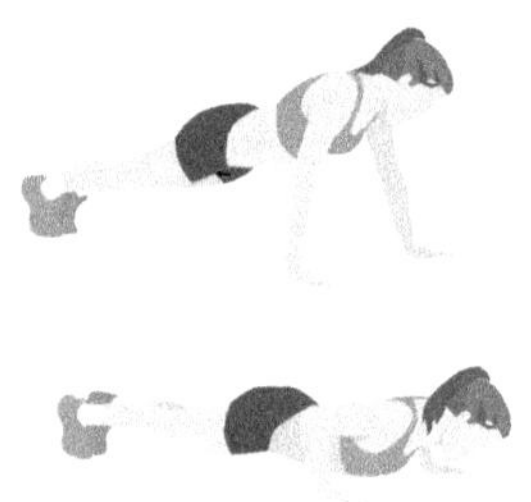

Abdominales: Acuéstate en el suelo boca arriba, dobla las rodillas y coloca las manos detrás de la cabeza. Eleva el torso hacia tus rodillas y vuelve a bajar.

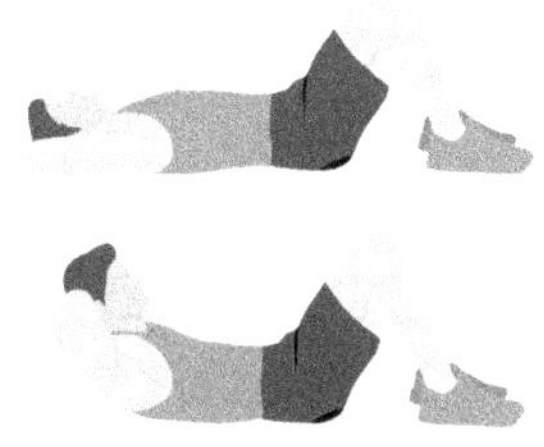

A medida que vayas ganando fuerza, puedes aumentar la intensidad y el número de repeticiones de los ejercicios para obtener mejores resultados. Recuerda que esto es solo un abreboca para que te familiarices con los tipos de ejercicios. Hay múltiples aplicaciones móviles o entrenamientos virtuales a los que puedes acceder y que ofrecen rutinas detalladas y una variedad enorme de ejercicios.

DESCANSO Y RELAJACIÓN PARA EL BIENESTAR

Junto a la buena alimentación y el entrenamiento exigente, el descanso y la relajación son igual de importantes para mantener un estilo de vida saludable.

Cuando descansamos y nos relajamos, nuestro cuerpo tiene la oportunidad de recuperarse y repararse. El descanso adecuado nos ayuda a mejorar la calidad del sueño, reducir el estrés y la fatiga, y mejorar nuestra concentración y estado de ánimo. Incorporar momentos de meditación, masajes y actividades relajantes como leer un libro o hacer yoga, ayuda a reducir el estrés y la ansiedad, y a mejorar la calidad de mi sueño.

En teoría estamos diseñados genéticamente para pasar casi un tercio de nuestras vidas durmiendo. No es una cantidad nada despreciable, pero al menos en la sociedad actual el sueño de calidad no parece considerarse una prioridad.

Dormir bien es crucial para nuestro cuerpo y mente, ya que nos ayuda a recuperarnos y recargar energías para enfrentar el día siguiente. Cuando dormimos, nuestro cuerpo realiza procesos de reparación y regeneración celular, y también ayuda a consolidar los recuerdos y aprendizajes del día anterior. Además, dormir adecuadamente puede mejorar nuestra concentración, memoria y estado de ánimo, y ayuda a reducir el estrés y la ansiedad.

Pero no es solo la cantidad de sueño lo que importa, también es la calidad. Si tienes problemas para dormir, tu cuerpo no puede hacer el nocturno trabajo reparador.

Dormir bien y meditar regularmente son clave para nuestro bienestar físico y emocional. Pero, ¿cómo podemos mejorar la calidad del sueño y establecer una rutina de sueño saludable? Acá algunos tips:

Establece una hora fija para dormir y despertarte: Trata de mantener una hora de acostarte y levantarte constante, incluso durante los fines de semana. Esto ayudará a regular tu reloj interno y mejorar la calidad de tu sueño.

Crea una atmósfera tranquila: Asegúrate de que tu habitación sea cómoda, oscura y silenciosa. Utiliza cortinas opacas, o incluso tapones para los oídos.

Evita la estimulación antes de dormir: Apaga tus dispositivos electrónicos al menos una hora antes de dormir. La luz de las pantallas interfiere con la producción de melatonina, la hormona del sueño, pues esa luz le indica al cerebro que estamos activos y que no podemos bajar la guardia.

Haz ejercicio regularmente: El ejercicio regular puede ayudar a mejorar la calidad del sueño. Sin embargo, evita hacer ejercicio demasiado cerca de la hora de dormir, ya que puede tener el efecto contrario, sobre todo si es un ejercicio que lleve tus pulsaciones al máximo.

Practica técnicas de relajación: La meditación, la respiración profunda y el yoga pueden ayudar a reducir el estrés y la ansiedad, lo que a su vez mejora la calidad del sueño.

Establece una práctica de meditación constante: Dedica unos minutos cada día a la meditación. Puedes comenzar con solo unos minutos y aumentar gradualmente el tiempo. La meditación puede ayudar a reducir la ansiedad, mejorar la concentración y promover la relajación. La práctica de la meditación en distintos momentos del día es una herramienta útil para el descanso mental. Pues meditar nos conecta con el presente absoluto, con nuestro propio cuerpo y nos devuelve a la cama fuera de la marea turbulenta del pensamiento incesable.

Inaugura cada día el momento de descanso: Haz una rutina para cerrar el día. Anota las tareas pendientes que resolverás al día siguiente para no quedarte rumiando en la noche sobre ellas. Luego haz un ritual previo al descanso como tomar una taza de manzanilla, escribir las cosas que agradeces, llamar a un ser querido, leer un libro. Esto entrenará al cerebro con la indicación constante de que los problemas se pensarán al día siguiente, y no es que los dejaremos crecer, sino que los solucionaremos luego de descansar. Cuando no podemos dejar de pensar en algo es porque nos sentimos culpable de postergarlo para mañana, peo el insomnio lleno de preocupaciones rara vez resuelve algo, solo nos deja agotados para enfrentar el día siguiente con la energía y ánimos necesarios.

PALABRAS FINALES

Esperamos que la lectura de este libro te haya brindado herramientas generales para empezar a ver y sentir tu cuerpo de otra manera, y para darte cuenta que cuidarlo es la mejor forma de estar en la vida.

El camino hacia una vida saludable puede ser difícil y lleno de desafíos, pero con dedicación, paciencia y perseverancia, todos podemos lograr nuestros objetivos corporales, mentales y espirituales. No hay una fórmula mágica ni un camino único hacia lo que cada uno necesita, cada quien tiene que encontrar su propio camino y recorrerlo a su manera.

Acaso el único consejo general válido es el de no rendirse. A veces las cosas no salen como esperamos y podemos sentirnos desmotivados, pero cada día es una nueva oportunidad para seguir adelante y hacerlo mejor. Enfocarse en los objetivos personales, mantener una mente positiva y rodearse de personas que nos apoyen es el mejor camino hacia una vida más saludable y equilibrada. La mejor versión de ti no la conocerás hasta que la veas frente al espejo y la escuches en esa voz que te habla en la cabeza. ¿Qué te está diciendo en este momento?

Si te ha gustado este libro, corre la voz.
Quizá alguien lo necesite ahora mismo más que tú.
Gracias.

Para más consejos, asesorías personalizadas e
información siempre actualizada, e ideas
motivacionales te recomendamos seguir esta cuenta
en Instagram:

@chikigw

Acerca de The Wellness Factory

Somos una editorial cuya misión es difundir la enseñanza del bienestar como derecho humano... sin presiones, sin modas, sin estereotipos.

Otro libro para ti:

El Arte de la Aceptación

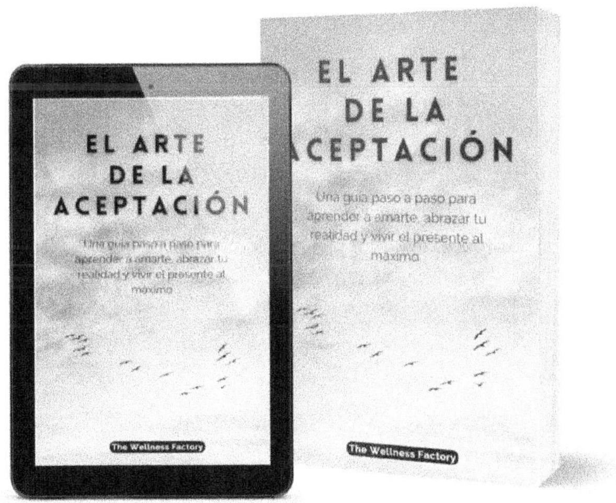